BEI GRIN MACHT SICH IHR WISSEN BEZAHLT

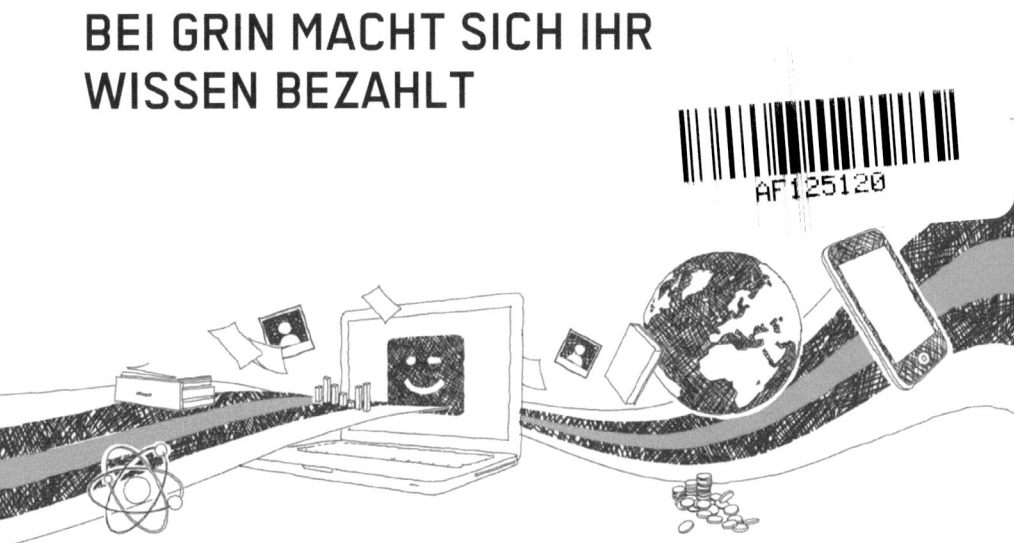

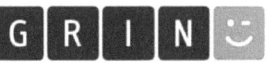

Bibliografische Information der Deutschen Nationalbibliothek:

Die Deutsche Bibliothek verzeichnet diese Publikation in der Deutschen National-bibliografie; detaillierte bibliografische Daten sind im Internet über http://dnb.d-nb.de/ abrufbar.

Impressum:

Copyright © 2019 GRIN Verlag
Druck und Bindung: Books on Demand GmbH, Norderstedt Germany
ISBN: 9783668961715

Dieses Buch bei GRIN:

https://www.grin.com/document/476880

Luisa Karbach

Ätiopathogenese der Parodontitis und deren Einwirkung auf das Timing in der systematischen Parodontitistherapie

GRIN Verlag

GRIN - Your knowledge has value

Der GRIN Verlag publiziert seit 1998 wissenschaftliche Arbeiten von Studenten, Hochschullehrern und anderen Akademikern als eBook und gedrucktes Buch. Die Verlagswebsite www.grin.com ist die ideale Plattform zur Veröffentlichung von Hausarbeiten, Abschlussarbeiten, wissenschaftlichen Aufsätzen, Dissertationen und Fachbüchern.

Besuchen Sie uns im Internet:

http://www.grin.com/

http://www.facebook.com/grincom

http://www.twitter.com/grin_com

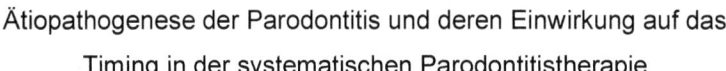

Ätiopathogenese der Parodontitis und deren Einwirkung auf das
Timing in der systematischen Parodontitistherapie

vorgelegt von: Luisa Karbach

2019

INHALTSVERZEICHNIS

1. EINLEITUNG

In Deutschland sind circa 42 Millionen Erwachsene an Parodontitis erkrankt, was die Infektionskrankheit zu einer der weit verbreitetsten hervorhebt (Dombrowa, 2015). Parodontitis ist eine biofilm-assoziierte, durch Bakterien ausgelöste, multifaktorielle Infektionskrankheit.

Die entzündliche Erkrankung ist bei Nichtbehandlung durch Knochen-, Kollagen- und Attachmentverlust gekennzeichnet (Deschner und Eick, 2011).

In der Mundhöhle befinden sich auch im gesunden Zustand über 500 Bakterienarten (Kielbassa und Jaroch, 2011), vornehmlich fakultativ aerobe, gram-positive Bakterien. Diese Bakterien halten die orale Flora aufrecht. Durch Risikofaktoren wie Plaqueansammlungen, prädisponierende Allgemeinerkrankungen oder auch Stressbelastung kann das Gleichgewicht der oralen Flora kippen und die Parodontitis kann sich etablieren. Dabei ist die immunologische Kompetenz des Wirtes erschöpft und die Risiken überwiegen (Dombrowa, 2015).

Die folgende Arbeit befasst sich mit der komplexen Ätiopathogenese der Parodontitis und setzt sich dabei mit Bakterienkomplexen, Biofilmbildung, der Entwicklung von einem gesunden zu einem erkrankten Parodontium und der Immunreaktion des Wirtes aus. Des Weiteren wird auf den Therapieplan einer Parodontitiserkrankung eingegangen, um die Maßnahmen und deren Timing in der systematischen Parodontitistherapie darzulegen. Abschließend erfolgt eine Zusammenfassung.

2. ÄTIOPATHOGNESE DER PARODONTITIS

Die Parodontitis ist eine entzündliche Erkrankung des Zahnhalteapparates und ist durch Kollagen-, Knochen und Attachmentverlust charakterisiert. Wird während der Erkrankung nicht therapeutisch eingegriffen, führt sie letztendlich zum Zahnverlust. Die Entstehung der Infektionskrankheit ist extrem komplex und ist noch nicht vollständig erforscht und verstanden. Bei der Entstehung handelt es sich um zahlreiche molekulare und zelluläre Prozesse (Deschner und Eick, 2011).

Im folgenden Kapitel werden die Ätiologie und die Pathogenese der Parodontitis verdeutlicht.

2.1 MIKROBIELLE KOMPLEXE NACH SOKRANSKY

Sokransky und Mitarbeiter fassten die am engsten mit der Parodontitis verbundenen Bakterien in fünf Komplexe zusammen. Dabei wurden die verschiedenen Bakterien aufgrund ihrer Pathogenität mit verschiedenen Farben gekennzeichnet.

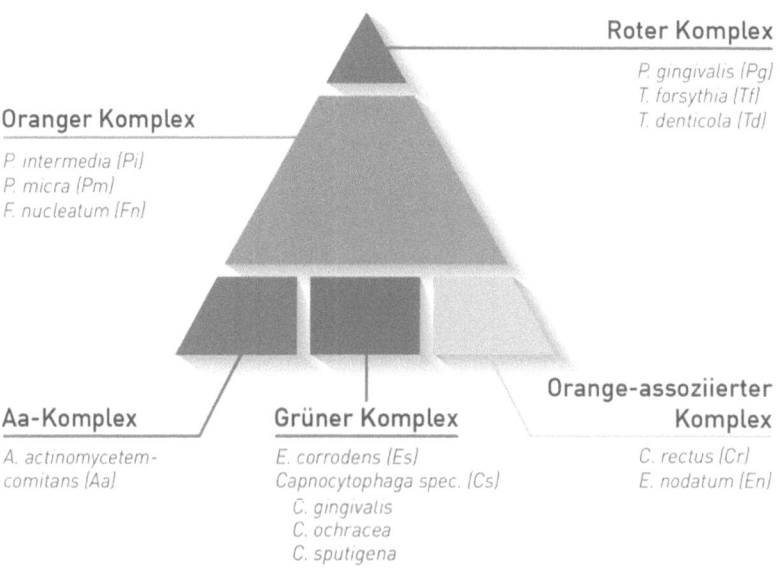

Abbildung 1: Bakterienkomplexe nach Sokransky

Zu den frühen Besiedlern des Pellikels zählen die Bakterien des violetten und des orange-assoziierten Komplexes (Deschner und Eick, 2011). Diese bilden mittels Fimbrien eine

Adhäsion und können somit dem Ausspülen durch die Sulkusflüssigkeit entgehen. Sie besitzen eine geringe Pathogenität (Dombrowa, 2015). Zum orangenen Komplex zählen die „Brückenbakterien", welche schon eine leicht höhere Pathogenität aufweisen. Durch ihren Stoffwechsel schaffen sie die notwendigen physiologischen Voraussetzungen und auch die physikalischen Voraussetzungen, um die Anhaftung von Keimen des roten Komplexes zu ermöglichen. Diese Keime sind stark pathogen, gelten als Markerkeime einer Parodontitis und sind für die parodontalen Destruktionen verantwortlich (Dombrowa, 2015).

2.2 BIOFILMBILDUNG

Biofilme entstehen überall dort, wo sich Bakterien in einem wässrigen Milieu auf einer Oberfläche anlagern können. Er ist eine hochorganisierte Lebensgemeinschaft von Mikroorganismen, die nur in gegenseitiger Abhängigkeit und ihren Wechselwirkungen aufeinander überleben können. Der Biofilm auf der Zahnoberfläche ist besonders, da er auf einer sich nicht erneuernden Oberfläche wächst und so ungehindert heranreifen kann. Durch spezielle Kommunikationssysteme sind die Bakterien in der Lage ihre Populationsdichte zu messen. Ist ein bestimmter Schwellenwert erreicht, stellen sie ihren Stoffwechsel ein und beginnen mit der Ausbildung eines Biofilms. Durch Teilungsvorgänge erfolgt ein initiales Lateralwachstum, worauf ein Vertikalwachstum durch Anlagerung weiterer Bakterien folgt. In den nun gebildeten Bakterienlebensgemeinschaften können die Mikroorganismen in Ruhe agieren, sich gegenseitig durch Nährstoffaustausch stabilisieren und sind nur schlecht mit chemischen Mitteln zu entfernen. Durch die Bildung von Kanälen innerhalb des Biofilms ist eine Nährstoffzufuhr von außen gewährleistet (Dombrowa, 2015).

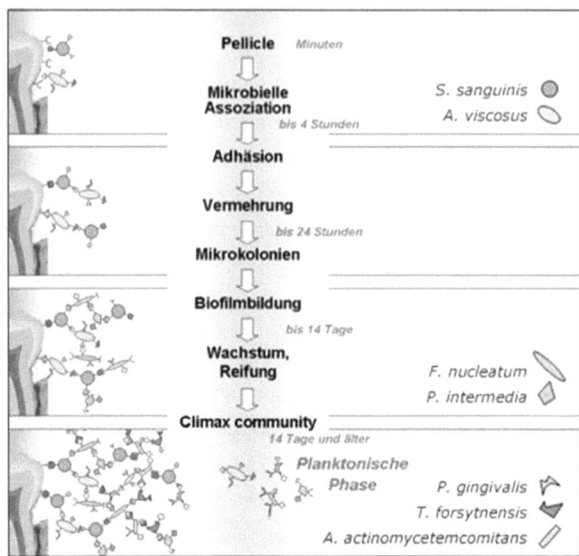

Abbildung 2: Stadien der Biofilmbildung

2.3 ENTWICKLUNG ZUR PARODONTITIS

Durch die ungestörte Plaquebildung am Zahnhals werden gingivale Epithelzellen stimuliert, wodurch zahlreiche Entzündungmediatoren und Enzyme freigesetzt werden. Durch die freigesetzten Stoffe und die direkte Schädigung des Gewebes, wird das Epithel durchlässiger und Mikroorganismen können nun auch in das subepitheliale Gewebe der Gingiva gelangen. Aufgrund der erhöhten Permeabilität können Ödeme entstehen (Deschner und Eick, 2011).

Durch die mikrobielle Belastung verlassen neutrophile Granulozyten und Leukozyten die Gefäße, um zum Sulkus zu gelangen. Dies ist die initiale Phase (Schroeder und Page, 1976).

Nach circa sieben Tagen entwickelt sich aus der initalen Läsion eine frühe Läsion, die durch die quantitative Zunahme der Makrophagen und der Lymphozyten gekennzeichnet ist. Es folgt eine Kapillarvermehrung mit Epithelproliferation und Kollagendestruktion (Deschner und Eick, 2011; Schroeder und Page, 1976).

Nach der frühen Läsion folgt die etablierte Läsion, bei der sich die Plaque weiter nach subgingival verschiebt. Dabei entsteht eine gingivale Tasche durch Ablösung des Gewebes von der Wurzeloberfläche und eventuell ulzerierendes Taschenepithel. Hier befinden sich nun überwiegend B- und T-Lymphozyten im Gewebe, eine Gingivitis ist entstanden (Schroeder und Page, 1976).

4

Nach unterschiedlich langer Zeit und dem Einwirken anderer Risikofaktoren kann aus einer Gingivitis eine Parodontitis (fortgeschrittene Läsion) entstehen. Lymphozyten und Plasmazellen dominieren im Gewebe und bringen das inflammatorische Gewebe zum Wachsen. Es folgt ein Abbau des Bindegewebes, des Knochens und eine weitere Verschiebung des Saumepithels nach apikal, wodurch eine parodontale Tasche entsteht (Schroeder und Page, 1976).

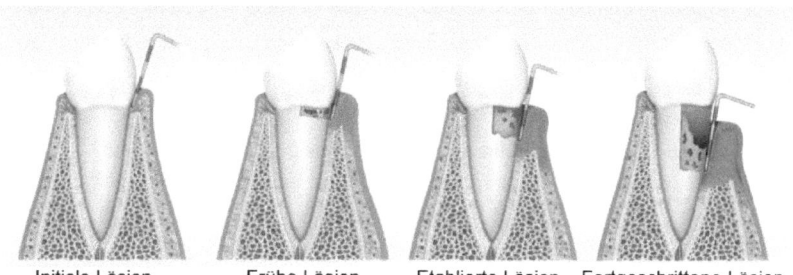

| Initiale Läsion | Frühe Läsion | Etablierte Läsion | Fortgeschrittene Läsion |

Abbildung 3: Entstehung einer Parodontitis

2.4 DIE IMMUNREAKTION DES WIRTS

Im menschlichen Körper sind chemische Botenstoffe für den Informationsaustausch verantwortlich, wobei katabole (abbauende) und anabole (aufbauende) Stoffwechselleistungen die Waage halten und ein Gleichgewicht herstellen (Hellwege, 2003). Im Parodontium wird dieses Gleichgewicht von *Matrix Metallo Proteinasen* (MMPs) und *Tissue Inhibitory Matrix Proteinasen* (TIMPS) gehalten. Die MMPs weisen vierzehn Untergruppen auf und sind für den Abbau des nicht mineralischen Gewebes verantwortlich. Deren Antagonist sind die TIMPs; Eiweiße, welche eine anabole Wirkung im Bindegewebe haben. Dieses Gleichgewicht wird bis zum Eingreifen von Bakterien aufrechterhalten. Vorherrschende Endotoxine sind dabei *Lipopolysaccharide* (LPS). Dies sind eiweißfreie Zellwandfragmente der gram – negativen Bakterien, welche hochgradig zytotoxisch wirken (Hellwege, 2003). Das menschliche Immunsystem reagiert auf diesen Reiz zuerst zellulär (unspezifisches Immunsystem) und danach mit dem hormonellen Immunsystem (spezifisches Immunsystem) (Hellwege, 2003).

2.4.1 ZELLULÄRE IMMUNANTWORT

Die LPS besiedeln das Parodontium und docken dabei an die Rezeptoren der Fibroblastenmembaran an, aktivieren sie dadurch und programmieren sie um. Die Fibroblasten bilden nun Zytokine (Hellwege, 2003). Es folgt die Expression von *Interleukin-*

8 (IL-8). Das IL-8 stimuliert die Mastzellen im Bindegewebe, welche folglich Entzündungsmediatoren freisetzen. Nun erfolgen drei Dinge zeitgleich. Erstens: Die Zellhaftung der Endothelzellen wird gelöst, das Gewebe schwillt an. Zweitens: Die Entzündungsmediatoren Tumor – Nekrose – Faktor-α und Histamin sorgen dafür, dass die zelluläre Immunabwehr der polymorphkernigen Granulozyten (PMNs) eingeleitet wird. Sie wandern zur Entzündung. Drittens: Das Haftprotein JAM-1 wird gebildet. Deren Ankerrezeptoren fangen die vorbeitreibenden PMNs ein. Durch die Schwellung wird das Gewebe aufgelockert und die PMNs können durch das Gewebe diffundieren. Dort können sie MMP-8 und MMP-9 bilden. Es folgt die direkte Gewebszerstörung. Die MMPs lösen die desmodale Anhaftung auf und lockern den epithelialen Zellverband auf. Außerdem wird die Grundmembran zersetzt, was zur Konsequenz hat, dass Hyaluronidasen die Schadstoffe in den gesamten Körper hinein ausbreiten können (Hellwege, 2003).

2.4.2 HUMORALE IMMUNANTWORT

Monozyten sind weiße Blutkörperchen, die größten Zellen der humoralen Immunabwehr und greifen als erste ein. Sie diffundieren nach der bakteriellen Besiedlung in die extrazelluläre Matrix des parodontalen Gewebes und haben dort Kontakt zu den extrazellulären Kollagenfasern. Diese wandeln Monozyten in Makrophagen um. Die Makrophagen wiederum werden durch die T – Lymphozyten aktiviert, welche zuvor durch die LPS angeregt wurden; hierzu später mehr. Die Markierung der Makrophagen erfolgt durch IL-1 und TNF-α. Die Makrophagen können nun Zytokine bilden. Diese Zytokine können zielgerichtete Botschaften überbringen und so eine genetische Transkription hervorrufen. Jetzt können die Keime spezifisch erkannt werden und Phagosome, welche Phagozytose betreiben, freigesetzt werden. Die Phagozytose wird im mineralischen und nicht mineralischen Gewebe betrieben. Auch hier wird das Bindegewebe durch die Expression von MMP-1, MMP-2 und MMP-3 durch die Makrophagen zersetzt. Außerdem setzen sie ebenfalls TNF-α und TNF-β frei, worauf eine überschießende Gewebebildung nach apikal erfolgt (Hellwege, 2003).

Wie bereits erwähnt, wandern auch die gewebsfremden B- und T-Lymphozyten ins Bindegewebe und lösen die Bildung von TNF-α und Histamin aus. Diese wiederum bilden Adhäsionsmoleküle. Zum einen folgt die Auflockerung des Gewebes und zum anderen werden B- und T-Lymphozyten, welche zuvor durch die LPS aktiviert wurden, eingefangen und bilden proinflammatorisches IL-4, IL-5 und IL-6. Diese proinflammatorischen Interleukine aktivieren den Zellzyklus für die B-Lymphozyten. Dadurch können sie in Plasmazellen umgewandelt werden. Diese Plasmazellen sind nun dazu in der Lage Immunglobulin-G und Immunglobulin-A zu bilden. Die Immunglobuline können bakterielle Antigene binden. Es entstehen Antigen-Antikörper-Komplexe. Darauf folgt eine

Überreaktion des Immunsystem und ein indirekter Gewebeabbau. Gekennzeichnet ist diese Destruktion durch die Wanderung des Saumepithels nach apikal, das Auflösen des epithelialen und bindegewebigen Attachments und letztlich durch den Abbau des Alveolarknochens. Dieser Defekt wird dann mit Granulationsgewebe aufgefüllt (Hellwege 2003).

3. THERAPIEPLAN PARODONTITIS

Die frühzeitige Erkennung parodontaler Veränderungen ist entscheidend dafür, die Gewebeschäden möglichst gering zu halten. Eine vollständige Geweberegeneration ist jedoch leider unmöglich. Grundlage für die Diagnostik sind Indizes, wie zum Beispiel der Parodontale Screening Index (PSI), und die darauffolgenden richtigen therapeutischen Maßnahmen (Gaßmann und Hahner, 2017; McGuire und Nunn, 1991-1996).

3.1 ANAMNESE

Zu Beginn jeder Parodontitisbehandlung spielt eine umfangreiche Anamneseerhebung die wichtigste Rolle. Zu Beginn kann direkt geklärt werden, ob in der Vergangenheit schon einmal eine Parodontitisbehandlung durchgeführt wurde. Wird diese Frage positiv beantwortet, kann man mit dem Patienten zusammen erarbeiten, wieso es zu einem Rezidiv kam. Des Weiteren kann herausgefunden werden, ob systematische Erkrankungen, Bluterkrankungen oder kardiovaskuläre Erkrankungen vorliegen und die Parodontitiserkrankung beeinflussen. Auch hormonelle Einflüsse, wie zum Beispiel die Pubertät oder eine Schwangerschaft, sowie die Einnahme von Medikamenten kann die Erkrankung und deren Behandlung negativ beeinflussen. Ebenso sollte auf äußerliche Faktoren wie Stress oder auch Rauchen geachtet werden. Bei der speziellen Anamnese wird auf die Gegebenheiten in der Mundhöhle geachtet. Hier können Blutungen der Gingiva, Lockerung der Zähne, Zahnwanderungen und auch Halitosis auftreten. Werden alle diese Gegebenheiten und deren Zusammenhänge beachtet, kann man den Erfolg der Parodontitisbehandlung schon wesentlich positiv beeinflussen. Bei besonders aggressiven Parodontitiserkrankungen ist es wichtig das Vorkommen in der Familie zu erfragen, um eine eventuell vorliegende genetische Disposition zu berücksichtigen (Stein, 2012).

3.2 DIAGNOSTIK IN DER PARODONTOLOGIE

Im Rahmen der ersten Untersuchung werden neben der klinischen Befunde, bei denen vor allem Farb- und Formveränderungen der Gingiva begutachtet werden, auch mit Hilfe von verschiedenen Indizes der parodontale Zustand des Patienten dokumentiert. Somit kann der Behandlungsbedarf abgeschätzt werden.

3.2.1 PARODONTALER SCREENING INDEX (PSI)

Für die Aufnahme des PSIs wird das Gebiss in Sextanten eingeteilt. Mit einer WHO-Sonde werden alle Zähne mit der Technik „Walking Probe" sondiert und mit Codes bewertet (Code 0-4). Liegt ein Code von 3 oder 4 vor, ist eine Parodontitis initiiert und es sollte eine umfangreiche parodontale Befunderhebung stattfinden (Schubert, 2014).

3.2.2 PARODONTALSTATUS

Der Parodontalstatus ist der wichtigste Befund im Rahmen der gesamten Parodontitisbehandlung. Hier wird an sechs Punkten (mesiovestibulär, vestibulär, distovestibulär, distooral, oral, mesiooral) an jedem Zahn die Sondierungstiefen gemessen. Gemessen wird dabei der Abstand zwischen der marginalen Gingiva und des Taschenbodens. Der Parodontalstatus wird zu Beginn der Initialtherapie und bei der Reevaluation erhoben (Stein, 2012).

3.2.3 RÖNTGENOLOGISCHER BEFUND

Zur genauen Beurteilung des Knochenniveaus eignen sich Röntgenbilder. Da ein Röntgenstatus für einen Patienten oftmals unangenehm ist, reicht hier ein Orthopantomogramm mit eventuell ergänzenden Zahnfilmen im Frontzahnbereich (Stein 2012). Nun kann anhand der Röntgenbilder ein horizontaler und gegebenenfalls vertikaler Knochenabbau festgestellt werden (Stein, 2012).

3.2.4 DIAGNOSESTELLUNG

Nach Aufnahme der oben genannten Befunde kann der Schweregrad der Parodontitis festgestellt werden. Man spricht von einer lokalisierten Erkrankung, wenn bis zu 30% der sondierten Flächen betroffen sind. Der Schweregrad richtet sich nach dem Attachmentverlust und wird in leicht (1-2 mm), moderat (3-4 mm) und schwer (≥5 mm) eingeteilt (Stein, 2012). Aktuell ist jedoch eine Neuentwicklung der Einteilung der Parodontitisgrade in Arbeit.

3.3 HYGIENEPHASE

Die Hygienephase beginnt mit der Initialtherapie, welche aus zwei bis drei Terminen in der Praxis besteht. Ziel der Initialtherapie ist es hygienefähige orale Verhältnisse herzustellen. Der Patient wird in die Behandlung mit einbezogen und erhält individuelle Mundhygieneanweisungen und Motivationen, um die neu geschaffene orale Situation aufrecht zu erhalten. Zwischen den einzelnen Behandlungen liegen jeweils vierzehn Tage, damit Entzündungen ausheilen können und sich die Gingiva erholen kann. Regelmäßige

Kontrollen der parodontalen Befunde und Indizes vermeiden eine Übertherapie. Parallel werden konservierende und chirurgische zahnärztliche Maßnahmen durchgeführt (Gaßmann und Hahner, 2017; Brayer et al., 1989; Gellin et al., 1986; Rabbani et al., 1982; Walmsley et al., 2008).

Nach erfolgreicher Initialtherapie folgt nach circa vier Wochen die Nicht-Chirurgische-Parodontitistherapie. Hier erfolgt das subgingivale Biofilmmanagement durch die mechanische Zerstörung des Biofilms mit Hilfe von Handinstrumenten und Ultraschallgeräten an Zähnen mit Sondierungstiefen ≥3,5 mm. Die pathogenen Keime werden reduziert. Diese Behandlung erfolgt in mehreren Sitzungen, wobei unterstützend eine *Full-Mouth-Desinfektion* mit CHX stattfindet, um eine Reinfektion durch die noch nicht instrumentierten Bereiche zu vermeiden (Gaßmann und Hahner, 2017; Quirynen et al., 1995; Bollen et al., 1996).

In Einzelfällen kann ergänzend ein mikrobiologischer Test durchgeführt werden, bei dem die pathogenen Keime in der parodontalen Tasche ermittelt werden (Stein, 2012). Darauf abgestimmt kann zur Unterstützung ein Antibiotikum eingenommen werden (Gaßmann und Hahner, 2017; van Winkelhoff und Tijhof, 1992).

4. REEVALUATION

Nach acht bis zehn Wochen erfolgt die erste Reevaluation. Dort werden alle zu Beginn erhobenen Indizes nochmal erhoben, um das Behandlungsergebnis beurteilen zu können. Ist dies noch nicht zufriedenstellend kann nach drei Monaten eine chirurgischen Parodontitisbehandlung beantragt werden. Der Zeitraum von drei Monaten wurde gewählt, da die subgingivale Heilung dann abgeschlossen ist (Gaßmann und Hahner, 2017; Badersten et al., 1981-1987; Caton et al., 1982; Proye et al., 1982).

Da die Parodontitis eine chronische Erkrankung ist, muss der Patient zum Aufrechterhalten eines stabilen oralen Zustandes regelmäßig zur Erhaltungstherapie einbestellt werden (auch unterstützende Parodontitistherapie genannt). Der supra- und subgingivale Biofilm kann durch Debridement kontrolliert werden, um Reinfektionen zu vermeiden. Das Recallintervall wird auf den Grundlagen der positiven BOP-Stellen, der Anzahl der Stellen mit Sondiertiefen von 5 mm, der Anzahl verlorener Zähne, des Knochenverlusts, des Rauchverhaltens und anderer Risikofaktoren berechnet (Gaßmann und Hahner, 2017; Lang und Tonetti, 2003).

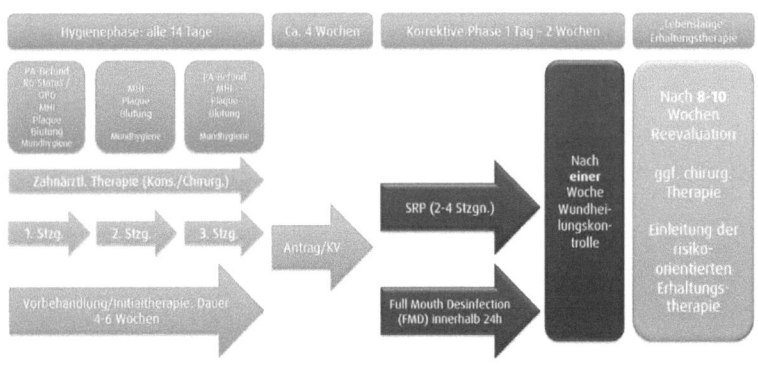

Abbildung 4: Behandlungsablauf einer nicht-chirurgischen Parodontitisbehandlung

5. ZUSAMMENFASSUNG

Zusammenfassend lässt sich sagen, dass die Parodontitis eine biofilmindizierte, durch Bakterien ausgelöste, multifaktorielle Infektionskrankheit ist. Durch Risikofaktoren wie Plaqueansammlungen oder Allgemeinerkrankungen gerät die orale Flora in ein Ungleichgewicht. Durch die überschießende zelluläre und hormonelle Immunantwort des Körpers wird das epitheliale und das bindegewebige Attachment zerstört und letztlich auch der Alveolarknochen destruiert (Deschner und Eick, 2011).

Obwohl die Zahl der Parodontitiserkrankten vorerst rückläufig ist, muss zukünftig jedoch mit einem steigenden Behandlungsbedarf gerechnet werden. Durch den demographischen Wandel, wird vor allem die Prävention in der Zukunft eine wichtige Rolle tragen. Präventive Maßnahmen wirken sich positiv auf parodontale Erkrankungen aus, da Menschen, die regelmäßig Prophylaxesitzungen in der Zahnarztpraxis wahrnehmen, seltener von Parodontitis betroffen sind (DMS V).

Die Diagnostik und frühzeitige Erkennung einer Parodontitiserkrankung wird zunehmend eine tragende Rolle in der Zahnheilkunde übernehmen. Nur dadurch kann eine indikationsgerechte Therapie gewährleistet werden.

6. LITERATURVERZEICHNIS

1. Badersten, A., Nilveus, R., Egelberg, J. (1981). Effect of nonsurgical periodontal therapy. I. Moderately advanced periodontitis. *J Clin Periodontol.* 1981;8:57-72.

2. Badersten, A., Nilveus, R., Egelberg, J. (1984). Effect of nonsurgical periodontal therapy. II. Severely advanced periodontitis. *J Clin Periodontol.* 1984;11:63-76.

3. Badersten, A., Nilveus, R., Egelberg, J. (1987). Effect of nonsurgical periodontal therapy. VIII. Probing attachment changes related to clinical characteristics. *J Clin Periodontol.* 1987;14:425-432.

4. Bollen, C. M., Vandekerckhove, B. N., Papaioannou, W., Van Eldere, J., Quirynen, M (1996). Full- versus partial-mouth disinfection in the treatment of periodontal infections. A pilot study: long term microbiological observations. J Clin Periodontol. 1996;23:960-70.

5. Brayer, W. K., Mellonig, J. T., Dunlap, R. M., Marinak, K. W., Carson, R. E. (1989). Scaling and root planing effectiveness: the effect of root surface access and operator experience. *J Periodontol.* Jan;60(1):67-72.

6. Caton, J., Proye, M., Polson, A. (1982). Maintenance of healed periodontal pockets after a single episode of root planing. *J Periodontol.* Jul;53(7):420-4.

7. Deschner, J., Eick, S. (2011). *Ätiologie und Pathogenese der Parodontitis.* Abgerufen am 09.12.2018 von https://www.zm-online.de/archiv/2011/10/titel/aetiologie-und-pathogenese-der-parodontitis/ (letzter Zugriff: 16.01.19)

8. Deutsche Mundgesundheitsstudie (DMS V), Kurzfassung (2016). 14-17

9. Dombrowa, S. (2015). *Mibrobiologisch funidertes Biofilmmanagement: Grundlage der modernen Parodontitistherapie.* Abgerufen am 09.12.2018 von https://www.zmk-aktuell.de/fachgebiete/parodontologie/story/mikrobiologisch-

fundiertes-biofilmmanagement-grundlage-der-modernen-parodontitistherapie__1254.html?sword=Dombrowa (letzter Zugriff: 16.01.19)

10. Gellin, R. G., Miller, M. C., Javed, T., Engler, W. O., Mishkin, D. J. (1986). The effectiveness of the Titan-S sonic scaler in the removal of subgingival calculus. A human surgical evaluation. *J Periodontol.* 1986;57:672-680.

11. Hahner, P., Gaßmann, G. (2017). *Timing in der systematischen Parodontitistherapie.* Abgerufen am 09.12.2018 von https://www.pnc-aktuell.de/parodontologie/story/timing-in-der-systematischen-parodontitistherapie__5120.html (letzter Zugriff: 16.01.19)

12. Hellwege, K. D. (2003). *Die Praxis parodontaler Infektionskontrolle und Gewebemodulation.* Lauterecken: Druckhaus Darmstadt.

13. Kielbassa, A. M. und Jaroch, M. (2011). *Der dentale Biofilm.* Abgerufen am 09.12.2018 von https://www.zwp-online.info/fachgebiete/prophylaxe/diagnostik/der-dentale-biofilm (letzter Zugriff: 16.01.19)

14. Lang, N. P., Tonetti, M. S. (2003). Periodontal risk assessment (PRA) for patients in supportive periodontal therapy (SPT). *Oral Health Prev Dent.;*1(1):7-16.

15. McGuire, M. K. (1991). Prognosis versus actual outcome: a long-term survey of 100 treated periodontal patients under maintenance care. *J Periodontol.* Jan;62(1):51-8.

16. McGuire, M. K., Nunn, M.E. (1996). Prognosis versus actual outcome. III. The effectiveness of clinical parameters in accurately predicting tooth survival. *J Periodontol.* Jul;67(7):666-74.

17. McGuire, M. K., Nunn, M. E. (1996). Prognosis versus actual outcome. II. The effectiveness of clinical parameters in developing an accurate prognosis. *J Periodontol.* Jul;67(7):658-65.

18. Proye, M., Caton, J., Polson, A. (1982). Initial healing of periodontal pockets after a single episode of root planing monitored by controlled probing forces. *J Periodontol.* May;53(5):296-301.

19. Quirynen, M., Bollen, C. M., Vandekerckhove, B. N., Dekeseyer, C., Papaioannou, W., Essen, H (1995). Full- vs. partial-mouth desinfection in the treatment of periodontal infections. J Dent Res. 1995;74:1459-1467

20. Rabbani, G. M., Ash, M. M. Jr., Caffesse, R. G. (1981). *The effectiveness of subgingival scaling and root planing in calculus removal.* J Periodontol. 1981;52:119-132.

21. Schubert, F. (2014). *Zahnmedizinische Assistenz.* Krefeld: Libromed.

22. Stein, J. M. (2012). *Diagnostik in der Parodontologie. Quintessenz, 63(9): 1127-1137.*

23. Van Winkelhoff, A. J., Tijhof, C. J., de Graaf, J. (1992). Microbiological and clinical results of metronidazole plus amoxicillin therapy in Actinobacillus actinomycetemcomitansassociated periodontitis. J Periodontol. 1992;63:52-57.

24. Walmsley, A. D., Lea, S. C., Landini, G., Moses, A. J. (2008). Advances in power driven pocket/root instrumentation. *J Clin Periodontol.* 2008;35:22-28.

7. ABKÜRZUNGSVERZEICHNIS

BOP	Bleeding On Probing
CHX	Chlorhexidin
IL	Interleukin
JAM-1	Junctional adhesion molecule-1
MMP	Matrix – Metalloproteinasen
PMN	Polymorphkernige Granulozyten
PSI	Parodontaler Screening Index
TIMP	Tissue Inhibitor of Metallopeptidase
TNFα/β	Tumornekrosefaktor-alpha/-beta
WHO	World Health Organisation

8. ABBILDUNGSVERZEICHNIS

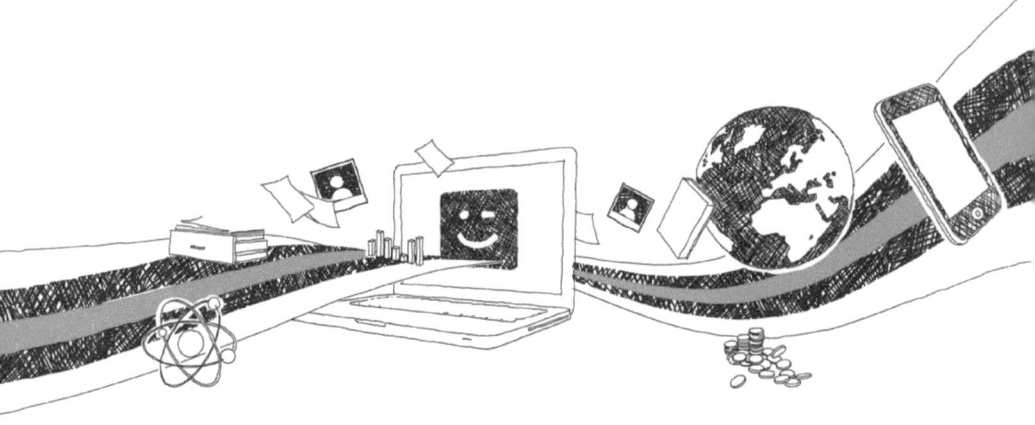
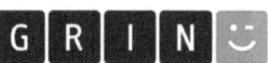